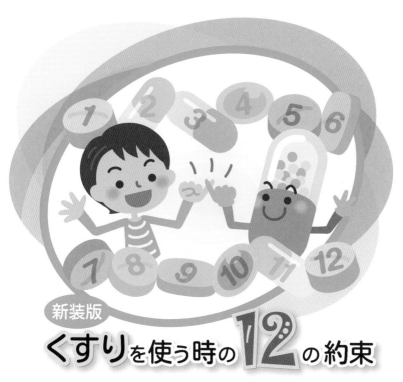

新装版
くすりを使う時の12の約束

齋藤百枝美　宮本法子／著

くすりには約束があるって本当ですか？

　みなさんはかぜをひいたとき、どうしていますか？
「暖かくして寝る」、「病院へ行く」、「おうちに置いてある
くすりをのむ」など、おうちの人によって、治し方がいっ
ぱいありますね。

　でも、「寝る」だけでも病気は治るのでしょうか。そう、
病気やケガのとき、くすりを使わなくとも、私たちには、
まずは自分自身の力で治そうとする力が働くことを知り
ましょう。このもともと体を治そうとする力を「自然
治癒力」といいます。誰にでも自分自身の体に、この力
があることを知ることはとても大切です。

　ただ、そうはいっても、実際にはくすりをのまなくて
は治らない病気もあります。
　くすりを使うときには、たくさんの約束があることを
知ることも大切です。くすりは誤って使うと体に危険な
こともたくさんあるからです。

　小学生のみなさんは、今はおうちの人がくすりを選ん
でくれたり、色々の決まりごとを教えてくれます。

　でも、これからみなさんが中学生、そして大人になって、
くすりが必要になった時に、間違いなく使って、１日も
早く元気を取り戻すことができるように、その準備のた
めの１冊をお届けします。

齋藤百枝美＆宮本法子

この本で伝えたいこと

　この本を出版したのは、単に児童のくすりの知識を増やし、一人で飲めるように指導するものではなく、人にはもともと自然治癒力があること、健康を保持するのは自分自身であること、しかし、病気になった時には自己判断せず専門家の指示を守りくすりを正しく飲むこと、さらには「自分のからだの変調に注意を払い、何かおかしいと感じた時はすぐに保護者や学校の先生に我慢しないで相談する」ということをどうしてもお伝えしたいと思ったからです。

　小学生のうちから、副作用が起きた時の対処法を知ることができれば、将来、「自分の体に関することは自分で守る」ことにつながりますし、病気や苦痛から早期に救われることもあるのではないかと考えています。

　これからの長い人生において、くすりを使わないで暮らせる人はほとんどいないと思います。くすりは正しく使ってこそくすりとしての働きをすること、そのためにも、くすりを使うときには大切な 12 の約束があることを、小学生のうちから知ってもらいたいと思っています。

　本書は大きく 4 つのパートに分かれています。まず、本題へ入っていくためのプロローグ、そして大切な「12 の約束」、第 3 のパートではくすりについて知っておいていただきたい知識の説明、そして最後に、「くすり教育」についてそのはじまりから、「くすり教育」をとりまく環境など私たちの思いを書かせていただきました。皆さまと一緒に「くすり」について考え、子どもたちに安全な未来を手渡すことができたらとても嬉しく思います。

齋藤百枝美＆宮本法子

〔新装版〕くすりを使う時の12の約束　目次

健康のためのプロローグ

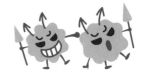

本編　くすりを使う時の12の約束

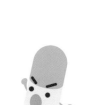

付録

くすり教育ストーリー

私はくすりを使うとき、12の約束を守ります。

年　　月　　日

名前

_____

12の約束が守れる人は自分の名前を書きましょう！

1. 健康は何よりも大切！

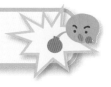

　健康を保つための大切な3つのこと
（健康三原則）を心がけましょう

- ・よく運動すること
　体を使って遊んでいますか？

- ・しっかりとバランスよく食べること
　好ききらいはない？

- ・よく眠ること
　夜おそくまで起きていませんか？

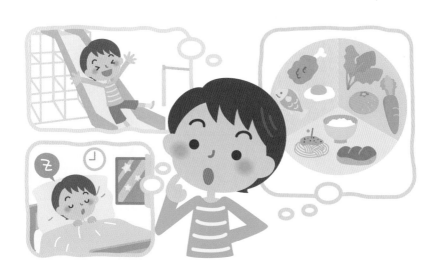

健康のためのプロローグ

2. 手洗いとうがいでいつも清潔に！

くすりを使う前には必ず手を洗います。
手にはたくさんの細菌がついています。
外から家に帰ってきた時や食事の前、
トイレの後、あなたは手を洗いますね。
くすりをのんだり、目薬やなんこう、ク
リーム、吸入薬、貼り薬などを使う前に
も必ず手を洗いましょう。

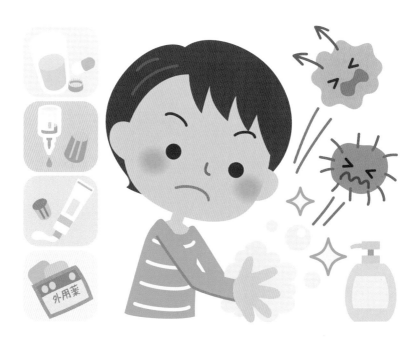

3. ケガや病気は自分の力で治せる?!

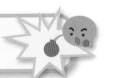

体には、病気やケガを自分で治そうとする力が備わっています。この力を「自然治癒力」といいます。心身が健康なときは、この力が強く働いています。

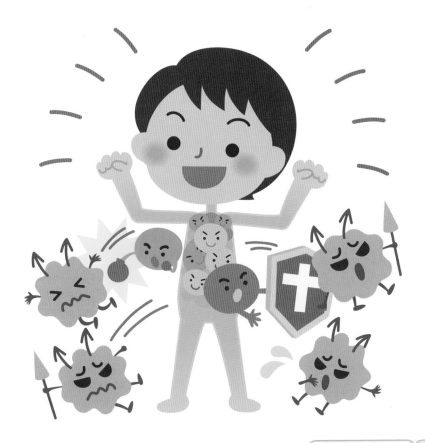

4. くすりは、病気やケガを早く治す ことを助けるためのもの！

　おうちでしずかに体を休めたり、バランスの良いものをきちんと食べていても病気が治らないときがあります。こんな時にはくすりを使います。

　くすりは、自然治癒力の手助けをし、より早く、より痛みを少なくして、体をもとの健康な状態に戻します。

　つまり、くすりは、病気やケガを早く治すことを助けるために使うものです。

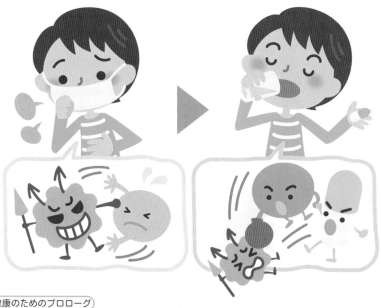

くすりを使うとき

明日は遠足なのに、熱が出てしまった！

そんな時に早く治したいと思って2回分をのめば、"早く治るにちがいない"と思ったことはありませんか。

くすりは多くのんでもききめがよくなるわけではありません。かえって、危険な中毒があらわれたり、副作用があらわれたりすることがあります。また、逆に少ない量では、くすりのききめを得ることはできません。

くすりを安全に使うために、くすりを使う時の約束を勉強しましょう。

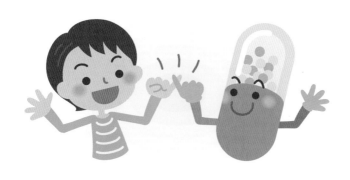

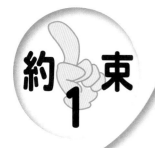

約束 1

くすりをのむ量を守ります。

くすりの袋（薬袋）や箱に書いてある
量を確認して決まった量をのみます。

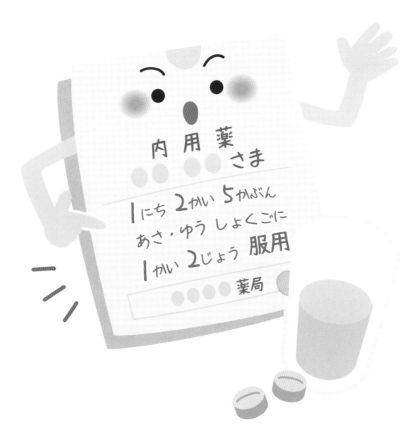

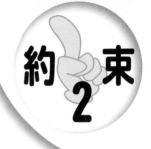

くすりは決められた時間にのみます。

　くすりの良いききめを得るために必要です。

　くすりをのむ時間はくすりの種類によってちがいます。

食前：食事の約30分前

食後：食事のあと30分以内

食間：食後2時間くらい（食事と食事の間）

とん服：熱が高いときや痛いときなどにのむこと

約束 3

ほかの人からくすりをもらってのみません。

　ほかの人によくきいたくすりが、あなたにも同じようにきくわけではありません。また、ほかの人には何も副作用がでていなくても、あなたにあわないために、思わぬ副作用がでるかもしれません。

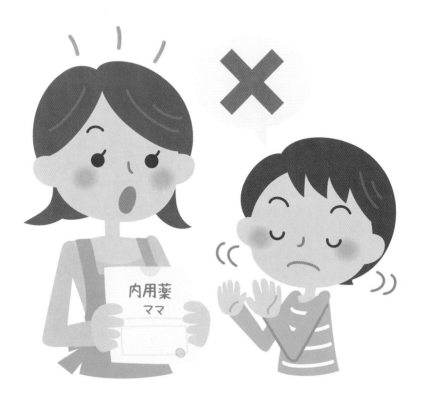

自分のくすりをほかの人には あげません。

　くすりの袋にあなたの名前が書いてあるくすりは、あなただけが使うくすりです。ですから、あなたと同じような病気と思って、ほかの人にあなたのくすりをあげてはいけません。ほかの人にはあわないことがあります。症状が似ていても違う病気かもしれません。

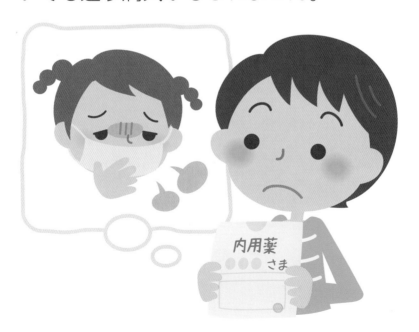

内用薬
さま

約束 5

くすりは水なしではのみません。

　くすりはコップ1杯(いっぱい)の水またはぬるま湯(ゆ)でのみます。水なしで、だ液(えき)だけでのみ込もうとしてはいけません（ただし、水なしでのめるような工夫がされているくすりもあります。）。

　どうして、コップ1杯(いっぱい)の水が必要(ひつよう)か知っていますか？

　①くすりをのみやすくする。

　②くすりがのどにつかえるのをふせぐ。（のどについてしまうと、食道(しょくどう)を傷(きず)つけます。）

　③くすりが早(はや)くとけて吸収(きゅうしゅう)をよくする。

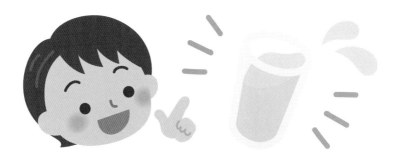

約束 6

錠剤を口の中でかみくだいたり、カプセルをはずしてのんだりしません。

　　錠剤やカプセル剤はさまざまな工夫がされています。錠剤を口の中でがりがりかんだり、カプセルをはずしたりすると、その工夫がむだになってしまいます。そうすると、くすりの血中濃度（血液の中のくすりの濃度：付録3.を見てください）が急に高くなったり思わぬ副作用があらわれるかもしれません。

　　錠剤やカプセル剤の工夫

①くすりのききめを長くする。

　（例：これまで1日3回のまなくてはいけなかったくすりを1日1回のむだけで同じききめをえられる。）

②くすりのにがみやにおいをかくしてのみやすくする。

③胃酸で分解しないようにする。

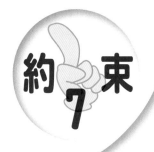

外用剤は使い方を確認しておきます。

　外用剤（目薬、なんこう、クリーム、吸入薬、貼り薬、坐薬など）はそれぞれ正しい使い方があります。

　外用剤は、決して口からのんではいけません。

　外用剤は体のどこに使うのか必ず確認しておきます。

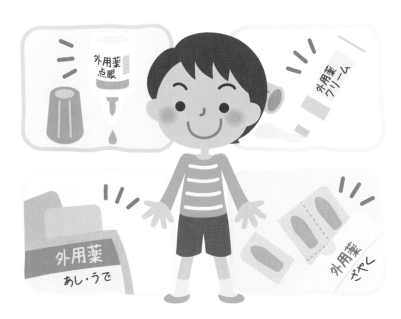

くすりを使ったとき、なにか、いつもと違う症状がある場合は、すぐにおうちの人に相談します。

すべてのくすりには主作用（くすりの目的とする作用）と副作用（目的以外の好ましくない作用）があります。くすりの目的とするききめを最大限に利用し、副作用をできるだけ少なくするためにも、副作用について知っておく必要があります。

副作用の正しい対処法として、くすりを使った時に、体にこれまでと違った症状がでていないか注意します。なにか、いつもと違う症状がある場合は、がまんしないですぐにおうちの人に話しましょう。症状が軽いうちに気づいて、すぐに適切な処置を行えば、重くならずにすみます。

気をつけたい副作用の症状
- ・ねむくなる
- ・のどがかわく
- ・体にぶつぶつがでる
- ・おなかがいたくなる
- ・気持ちが悪くなる
- ・げり・べんぴなど

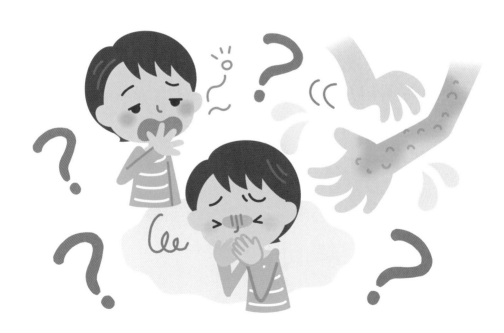

病気がなおったと思っても、かってにくすりをやめません。

　「もう病気がなおった！」と思って、くすりをやめていませんか。自分でかってに判断して、急にくすりをやめると、かえって症状がわるくなることがあります。

　特に、細菌を殺す働きのある抗生物質は、決められた日までくすりをのみ続けないと、そのくすりが効きにくくなり、治りにくくなることがあります。

　かってに判断してくすりをやめてはいけません。

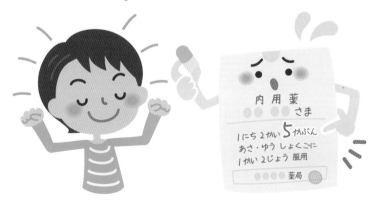

内用薬さま

1にち 2かい 5かぶん
あさ・ゆう しょくごに
1かい 2じょう 服用

薬局

約束 10

前の病気のときにもらったくすりは使いません。

　前の病気の時にもらったくすりは、その時のあなたの病気にあわせて医師が処方しています。その時に使ったくすりをとっておいて、しばらくたってから残ったくすりを使ってはいけません。

　症状が似ていても、別の病気の場合があります。それにしばらくたつとあなたの身長や体重も変わっているでしょう。つまり、くすりの量も以前とは違った量が必要になるのです。

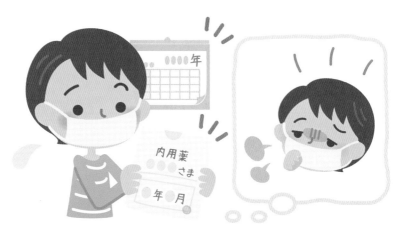

くすりの袋をよく読みます。

　くすりの袋（薬袋）にはくすりを正しく使うための情報が書かれています。

【くすりの袋に書いてあること】

① このくすりをのむ人の名前
② １日何回くすりをのむのか
③ いつのむのか（食前、食後、食間など）
④ 何日分のくすりか
⑤ １回に何錠（何カプセル）または粉くすりを何包のむのか
⑥ くすりを保存するときの特別な注意

　くすりをのむ前にくすりの袋をよく読んで、使いましょう。

　くすりの袋に書いてある使い方やのみ方がわからない時には、薬剤師に相談します。

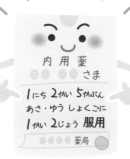

約束 12

くすりの保管方法を守ります。

　　くすりの決められた保管方法は、くすりのききめを保つために大変重要です。くすりは、高温や湿気の多い場所をさけて、直射日光のあたらない場所で保管します。くすりによっては、冷所（冷蔵庫）で保管するものもあるので、くすりの袋をよくみて保管条件を確認しましょう。

　　くすり以外のものと区別し、整理して保管しましょう。

 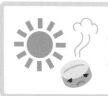 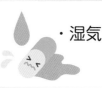

・直射日光
・高温
・湿気

 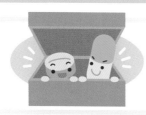

箱などに入れて
すずしいところに
おいてください！

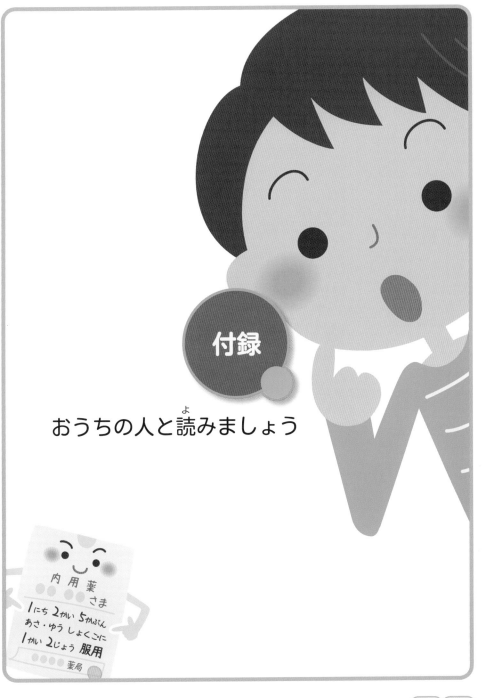

付録

おうちの人と読みましょう

付録

1. くすりのできるまで

　くすりは病気をなおしたり、症状を改善したり、病気を予防するために生まれました。くすりが生まれるまでには、長い年月とたくさんの費用がかかります。くすりと食べ物のチョコレートの生まれるまでを図1、図2でよく比べてみましょう。

　くすりは体に対する働きがいろいろな試験・研究で確認されています。また、くすりはたくさんの安全を確かめる試験にパスしなければなりません。また、くすりを正しく使うための情報（添付文書など）がついています。

　製薬会社は約9～17年の歳月と数百億円ものお金をかけて1つの新薬を開発します。20,000個のくすりのたまごがあるとすると、最終的に市販される新薬はそのうちの1つといわれています。

　新しいくすりが市販されるまでの段階は大きく4段階にわけられます。

① くすりのたまごのふるいわけ（基礎研究）
　　目標とする新しい物質を作り出し、その中からスクリーニング

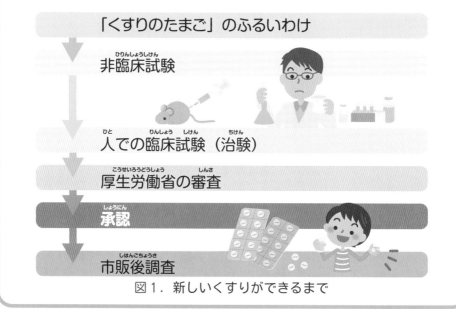

「くすりのたまご」のふるいわけ

非臨床試験 (ひりんしょうしけん)

人での臨床試験（治験） (ひと りんしょう しけん ちけん)

厚生労働省の審査 (こうせいろうどうしょう しんさ)

承認 (しょうにん)

市販後調査 (しはんごちょうさ)

図1. 新しいくすりができるまで

（ふるいわけ）により医薬品として可能性のある化合物を選別します。

② **非臨床試験**
選別された化合物について、動物や培養細胞を用いて有効性（くすりのききめ）、安全性（毒性）などを検討します。

③ **ヒトでの臨床試験（治験）**
ヒトを対象とした有効性、安全性の検討を行います。

④ **承認申請と審査**
厚生労働省で専門家による審査をパスしたくすりに製造承認が与えられます。

市販されたくすりも、その後市販後調査といってくすりの有害な作用などについて引き続いて調査が行われます。

新製品のチョコレートができるまでは、市場調査（どんなチョコレートが好まれるか調べる）、新製品の企画、開発から生産まで約半年であり、医薬品のような厳しい規制はありません。

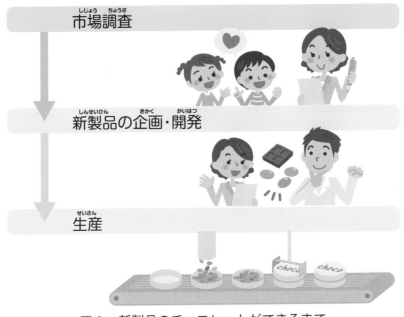

図2．新製品のチョコレートができるまで

2. くすりの体内動態
（口からのんだくすりは体の中でどうなるのか）

　口からのんだくすりは胃でとけておもに小腸で吸収されます。吸収されたくすりは血液の中に入り、目的とする体の組織（病巣）に運ばれ、くすりの作用を発揮します（分布）。くすりは作用を発揮したあと、肝臓で体の外に出やすい形に変化を受けて（代謝）、最後に糞や尿中に排泄されます。

　血管は人間の体のすみずみまではりめぐらされています。血液は体中を1周り約1分で酸素、栄養素、くすりなどをおくりとどけることができます。しかし、くすりはいつまでも体内にとどまってはおらず、肝臓で分解されたり、腎臓から尿中へ排泄されたりして、血液からどんどん失われていきます。病巣のくすりの濃度も血液のレベルと平衡して減少するため、くすりのききめもなくなります。

　つまり、くすりは体の中で吸収→分布→代謝→排泄されるため、定期的にくすりをのむ必要があるのです。

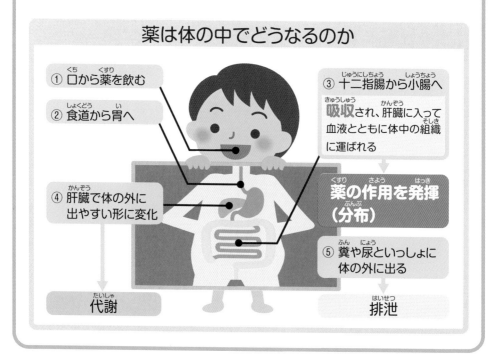

薬は体の中でどうなるのか

① 口から薬を飲む
② 食道から胃へ
③ 十二指腸から小腸へ
　吸収され、肝臓に入って血液とともに体中の組織に運ばれる
薬の作用を発揮（分布）
④ 肝臓で体の外に出やすい形に変化
⑤ 糞や尿といっしょに体の外に出る
代謝
排泄

3. くすりの血中濃度

「くすりにはなぜ、のむ時間と量が決められているのか」ということをグラフで、説明します。

このグラフは、縦の軸が血中濃度、横の軸が時間をあらわしています。血中濃度とは、血液の中に入っているくすりの量のことをいいます。血中濃度が高ければ、血液の中にくすりがたくさんあるということです。

このグラフの下の方、灰色の部分は、血液の中の薬の量が少なくて、効き目が小さいところです。青い色のところは、血液の中の薬の量がちょうどよい、効果的なところです。ピンク色のところは、血液の中の薬の量が多すぎるところです。働きが強すぎて危険なところです。

くすりを安全に、効果的に使うには、血中濃度がちょうど良い量になってないといけないのです。つまり、血中濃度が青色になっているところにあれば、薬はちょうどよい量が体の中にあるということになります。

1日3回のむ薬を、しっかり、朝、昼、夜とのんだ場合、時間が進むにつれて、血中濃度はどうなるか、みてみましょう。
朝、昼、夜、ずっと、青い場所に矢印がありますね。
安全に、効果的にくすりが使われているのです。

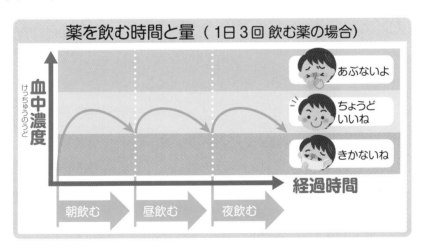

薬を飲む時間と量（1日3回飲む薬の場合）

では、昼にのみ忘れた場合、どうなるでしょうか・・・。
　昼を1回のみ忘れた場合グラフの矢印が、水色のところにいかないですね。灰色のところに行ってしまっています。ということは、昼から夜は、薬の効果はさがってしまっています。だけど、夜に、1回分をのめば青色の、安全な場所に行きましたね。一安心です。

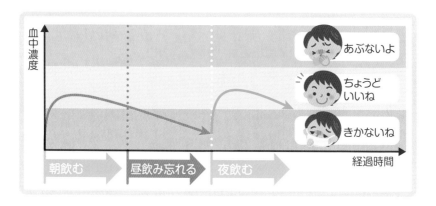

では、昼のみ忘れたから、夜に二回分のんじゃうと、どうなるか。
　もし、飲み忘れに気が付き、まとめて2回分を夜にのんだ場合、矢印は、青い部分を超えて・・・ピンク色のところにまで矢印がいってますね。血中濃度が濃すぎます。この部分まで濃くなってしまうと、身体に悪い影響が出てしまう可能性が高くなってしまいます。
　2回分をまとめてのむことは、やめましょう。

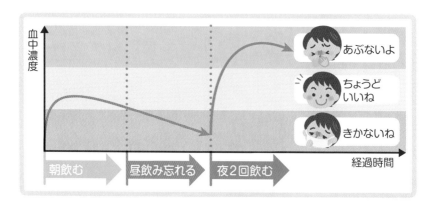

付録

4. 医療用医薬品と一般用医薬品

　医療用医薬品とは、患者さんが医師の診察を受け、医師が患者さんの症状や体質を考えて患者さんにあったくすりを処方し、薬剤師が調剤して患者さんにくすりのききめや使い方などを説明するくすりです。

　一般用医薬品とは、大衆薬、OTCともよばれ、大多数の人の共通の症状に対して使用されるくすりです。患者さんやその家族が病気の初めの段階や、軽い頭痛や下痢、ケガなどの場合に、自覚症状にもとづいて薬剤師や登録販売者に相談して自らの判断で購入して使用します。

　一般用医薬品は第1類医薬品、第2類医薬品、第3類医薬品に分類されます。

医療用医薬品

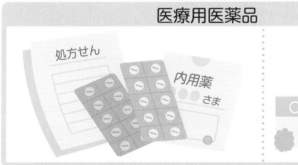
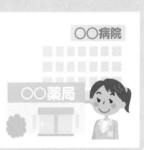

一般用医薬品

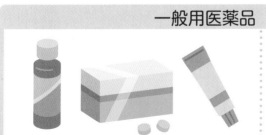

OTC = over the counter drug

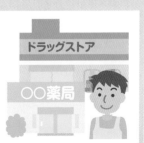

付録 5. くすりの剤型

　くすりは取り扱いやすい形であること、また、そのはたらきが最大限にあらわれるように作られていて、その形を剤型といいます。安心して、しかもくすりのよいききめを得るために、くすりの剤型を正しく理解し、正しい使い方をする必要があります。
　その使い方によって口からのむ内用剤、皮膚などに使用する外用剤、注射剤にわけることができます。

① 内用剤
　錠剤、カプセル剤、散剤・顆粒剤（粉くすり）、水剤（シロップ）。

② 外用剤
　目薬、なんこう剤（皮膚にぬる）、坐薬（おしりから入れて使う）、貼付剤（ねんざ、腰痛、肩こりなどに使用する湿布薬、そのほかに全身に作用する貼付剤もあります）、吸入剤（口から吸入する）、点鼻剤（鼻にスプレーしたり、点鼻する）など。

③ 注射剤
　注射剤は皮膚内または筋肉内あるいは血管内に直接用いるくすりです。

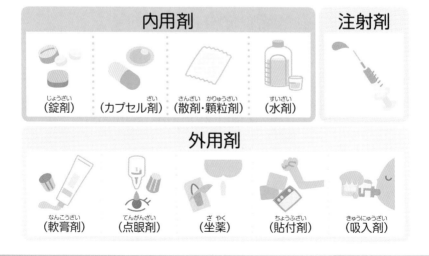

内用剤
じょうざい（錠剤）　（カプセル剤）　さんざい かりゅうざい（散剤・顆粒剤）　すいざい（水剤）

注射剤

外用剤
なんこうざい（軟膏剤）　てんがんざい（点眼剤）　ざやく（坐薬）　ちょうふざい（貼付剤）　きゅうにゅうざい（吸入剤）

付録

6. くすりの相互作用

　くすりの相互作用とは、複数のくすりをつかうことで体内において１種類のくすりを使った場合にはみられなかった思わぬ作用があらわれたり、くすりのききめが強くなったり、逆に弱くなったりすることをいい、くすりののみ合わせともいわれます。

　くすりの相互作用はくすりとくすりの相互作用だけでなく、くすりと食物、くすりとアルコール、くすりとタバコなどがあり注意する必要があります。

　くすりを使うとき、他にのんでいるくすりがあれば、医師、薬剤師につたえ、いっしょにのんでよいか確認しましょう。また、いっしょにとってはいけない食物やのみ物についても確認しておきましょう。あなたののんでいるくすりが書かれたおくすり手帳は相互作用をチェックするために、とても役にたつことでしょう。

くすりと食物の相互作用の例
　テトラサイクリン系抗生物質と牛乳を同時にのむと、牛乳の中のカルシウムとテトラサイクリン系抗生物質が結合（キレート）し、体に吸収されにくいかたちになってしまい、くすりのききめが悪くなります。

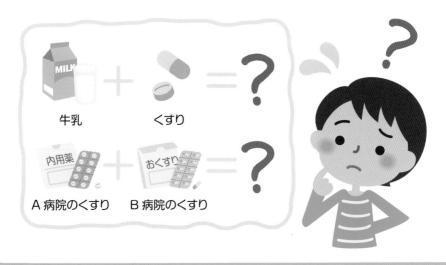

牛乳　　　　くすり

Ａ病院のくすり　　Ｂ病院のくすり

7. 目薬と坐薬の使い方

① 目薬の使い方

1. 手を洗う→2. 1回1滴点眼する（目薬の容器の先端が眼球、まぶた、まつげなどにふれないように注意する）→3. 1分ほど静かに目をとじ、目頭の下を軽くおさえる→次の目薬を点眼する時は、5分以上の間隔をあける。

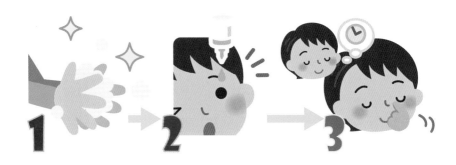

② 坐薬の使い方

1. 使用前にむりをしない程度に排便する→2. 手を洗う→3. 坐薬の太い先端から肛門に挿入する（先に水、オリーブ油などをつけておくと滑りやすく入りやすい）→4. 挿入後2〜3分はあまり動かない→5. 手を洗う

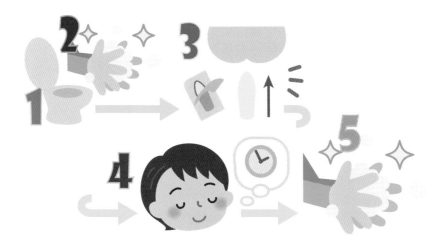

くすり教育ストーリー

くすりを学ぶことは自分を守ること
～小学生からのくすり教育～

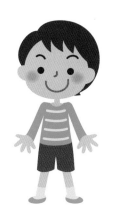

はじめに：くすり教育の歴史的背景

　2009年より一般用医薬品販売制度がスタートし、自己治療（セルフメディケーション）の進展とインフォームド・コンセントの推進が図られています。これらは、いずれも国民に自己責任、自己決定を求めるものです。しかし、国民の側が医学、薬学の知識を十分有していなければ、専門的な情報のすべてを理解し、適切な判断を行うことは困難であると考えられます。また、患者さんが受けたくすりに関する説明を正確に理解し、正しく実行する（正しい服薬、使用）ためには、くすりの基礎知識の修得が必須となります。このような観点から、著者らはくすり教育を通して児童生徒が自らの力で生涯を通して健康を確保できる能力を育てるための早期教育が必要であることを指摘してきました。健康についての良い習慣は小中学生の時代に培われるのです。

　1999年、著者は養護学校の学校薬剤師をしており、校長先生から「養護学校の子供さんは長期にわたってくすりを飲む必要があるので、ぜひくすりの正しい使い方授業をしてください」との依頼を受けました。しかし、当時は児童向けのくすりの正しい使い方テキストは日本にはありませんでした。このため、自分で作るしかないと思い、様々な文献調査

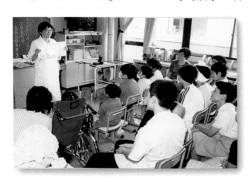

須賀川養護学校医大分校での授業風景
（平成11年）

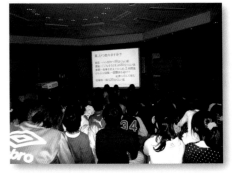

八王子市立みなみ野君田小学校での授業風景
（平成12年）

を開始しました。当時「フランスの小学校、中学校、高等学校のくすりに関する正しい知識を与えるための教育」を紹介されていた竹中祐典氏（日仏薬学会）からくすりの正しい使い方教育についてご指導いただき、テキストの骨子がかたまりました。テキストは児童の発達段階を考慮し、小学校低学年用は絵本形式で、内服薬を使用する一般的な疾患として、「かぜ」を例にあげ、主人公が発症してから、症状が改善するまでを一連のストーリーとし、その中で、医師、薬剤師の役割、服薬の目的、および正しい服薬方法を学習できるよう考慮しました。小学校高学年用はＱ＆Ａ形式で、内容をくすりの基礎知識として重要と考えられる12項目とし、くすりに関する基礎的な知識の修得を図りました。中学校用テキストもＱ＆Ａ形式で、薬の基礎知識を実際のデータに基づいて説明することにより、説得力を高め、また、中学生のキャラクターに解説、注意点を反復することにより生徒の理解度を高めました。Ｑ＆Ａの形式により、生徒が考えながら読み進めることができるよう工夫し、さらに、説明文の理解を助けるために、イメージしにくいと思われる内容をイラスト化して視覚的に理解の補助を図りました。

フランスの「くすりの正しい使い方」教育

　フランスでは 1977 年にくすりの正しい使い方教育が着想され、1994年実施に踏み切られました。フランスにおけるくすりの正しい使い方のカリキュラムとして、9歳から18歳におよぶ3段階で薬の正しい使い方を教育し、健康に対する個人の、そして共同の責任を担わせ、社会の護りに役立たせようとするものです。フランスでは同じ生徒がその教育の過程で少なくとも3回はくすりの正しい使い方教育を受けることになります。さらに、中学校では抗生物質、抗精神病薬、ピルなどの重要なくすりについてのカリキュラムがあり、高校では、医療経済、危険を招く行動と個人の責任（アルコール、タバコおよび麻薬、ドーピングなど）の教育も行われています。これらのカリキュラム全体は、健康を守る本質的な要因を若年からの生活の行為と習慣を通して築かれる個人の責任の自覚にあると要約されています。

このように、くすりの正しい使い方教育の原点はフランスのくすりの正しい使い方教育にあります。

周知の通り、わが国では 2012 年度から、中学生の保健体育学習の中でくすり教育が始まることになりましたが、著者らは、中学生になる前の小学生の時から自分自身の体に備わっている自然治癒力の大切さを知り、病気になったときは正しくくすりを飲むことによって病気が治るということや、また誤ったくすりの飲み方をした場合の危険性や副作用などくすりのもつリスクについても学習することが重要と考え、2000 年より小学校からのくすり教育の必要性を訴えてきました。そして実際に近隣の小学校に出向き、授業を続けて来ました。

くすりを知ることは、自分自身への気づきの第一歩

児童がくすりを飲むときは、ほとんどの場合保護者から渡されます。それなのに、なぜ、児童にくすりの知識を教えなければならないのか、疑問をもつ方も少なくありません。

「なぜ、子どもにくすり教える必要性があるのか？」これらの根源的な問に対する答えです。

① 日本では昨今、未成年の飲酒、喫煙、薬物乱用が社会問題化し、低年齢化している状況がある。

② 病気を治す目的以外でくすりを使ったりすることは薬物乱用であり、危険であることを教える必要がある。

③ 小学生から自分の体の仕組みを知り、健康について興味を持ち、副作用の症状についても自分自身で気づくことが必要である。

④ 専門家から説明を受けたら、最終的には自己責任でくすりを選択できる能力をつける。

⑤ 大人になって、自分が受ける医療の内容を理解できるような基礎知識の習得の第一歩である。

「健康に生きる」ためにくすりの使い方を知る

著者らは、これまでの長年の出前授業の実践活動を通して小学生に

対する「くすり教育」とは、「健康に生きる」ことを考える根幹となるものであり、個人の尊厳に深く関わる教育でもあるとの認識を持つことができました。

くすり教育の目的は、単にくすりの知識を増やし、一人で飲めるように指導するものではなく、「自分のからだの変調に注意を払い、おかしな時はすぐに保護者や学校の先生に相談する」ことを習慣化することにあります。

くすりを飲んだ後で「いつもと違う、気持ちが悪い」と感じたら、「我慢しないで相談する」という意識を持つことが重要です。小学生のうちから、副作用が起きた時の対処の仕方を身につけておくことは、将来、「自分のことは自分で守る」ことにつながり、病気や苦痛から早期に救われることもあるのではないかと考えています。

2014年6月12日より改正「薬事法及び薬剤師法の一部を改正する法律」が施行され、一般用医薬品のインターネット販売は、適切なルールの下、全てネット販売可能となりました。しかし、2012年に義務教育におけるくすり教育が中学校で開始されてから現在に至るまで、国民一人ひとりが自己責任で、薬を選択・購入し、使用することができる体制は整ったと言えるのでしょうか。

また、2013年11月27日に公布された「薬事法等の一部を改正する法律」の第1条の6に、「国民は、医薬品等を適正に使用するとともに、これらの有効性及び安全性に関する知識と理解を深めるよう努めなければならない。」ことが明記され、国民自らの役割が示されています。

これらの2つの法改正からも、くすりを適正に使用するための教育は、国民的レベルで普及されなくてはならない重要な課題と考えます。

中学3年生からくすり教育を始めるのではなく、小・中・高の児童・生徒はもとより、保護者や高齢者を対象とした国民のすべての世代に対するきめ細かなくすり教育の実施が早急に必要とされています。

このような観点から執筆した本書が、大人の皆様もお子さんたちと一緒に「くすり」を知るきっかけとなれば嬉しく思います。そしてご家庭の保存版として活用していただくことができれば幸いです。

執筆者紹介

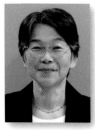

齋藤百枝美（さいとう もえみ）

北海道名寄市出身
帝京大学 薬学部 実務実習研究センター 教授
博士（薬学）

「自分の望む人生を生きていくには、心と体の健康が重要です。
普段当たり前と思っていた健康は失って初めてその大切さがわか
ります。日頃の健康に関する良い習慣が心と体の健康につながり
ます。私はこの本を読んでくれた皆さんがずっと健康に過ごされる
ことを心より願っています。」

宮本　法子（みやもと のりこ）

北海道士別市朝日町出身
東京薬科大学 薬学部 客員教授
日本社会薬学会 前会長
博士（医学）

「どうして、くすりを使うときに約束があるのでしょうか。それは、
くすりは使い方次第でよいものにも、悪いものにもなる！から
です。くすりを知ることは、自分自身の体のことも知ることに
つながります。このことを知るための勉強を一緒に始めましょう。」

2015年3月26日	初版第1刷発行	2015年10月27日	初版第4刷発行
2015年7月27日	初版第2刷発行	2017年2月22日	初版第5刷発行
2015年9月25日	初版第3刷発行	2020年1月18日	新装版発行

〔新装版〕くすりを使う時の12の約束

齋藤百枝美 ＆ 宮本法子　著

齋藤百枝美　〒173-8605　東京都板橋区加賀2-11-1
　　　　　　帝京大学薬学部／実務実習研究センター
宮本　法子　〒192-0392　東京都八王子市堀之内1432-1
　　　　　　東京薬科大学薬学部

発行所　㈱薬事日報社
　　　　〒101-8648　東京都千代田区神田和泉町1　電話 03-3862-2141（代表）
　　　　http://www.yakuji.co.jp/

編集・印刷　㈱小薬印刷所　／　表紙・本文イラスト　㈱アット

©2019 M. Saito and N. Miyamoto, Printed in Japan
ISBN978-4-8408-1511-6　C0047　¥800E